Docteur Ch. DENIS

# RAYONS X

## Radioscopie — Radiographie — Radiothérapie

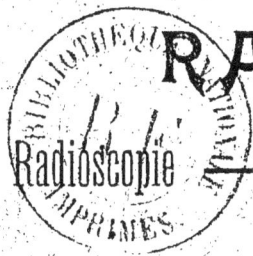

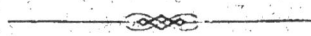

## RÉSUMÉ D'UNE CAUSERIE

FAITE A

## L'UNIVERSITÉ POPULAIRE DE DOUAI

le 11 Janvier 1905

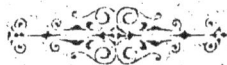

DOUAI
Imprimerie " L'AVENIR "
H. Brugère, A. Dalsheimer et Cie
rue de Paris. 26
1905

# RAYONS X

## Radioscopie. Radiographie. Radiothérapie

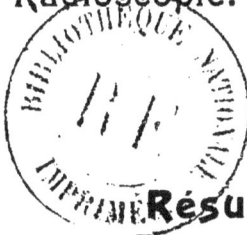

## Résumé d'une Causerie

FAITE A

## L'UNIVERSITÉ POPULAIRE DE DOUAI

*le 11 Janvier 1905*

MESDAMES, MESSIEURS,

Suivant le désir qui m'a été exprimé par l'éminent directeur de l'école professionnelle, je vais m'efforcer de vous résumer aussi simplement que possible la question si intéressante des rayons X.

Les radiations dont j'ai l'honneur de vous entretenir, ont été découvertes en Décembre 1895, par l'allemand Guillaume Röntgen, professeur de physique à l'Université de Würzbourg, en Bavière.

Röntgen étudiait dans un laboratoire absolument obscur les rayons cathodiques connus depuis 1868 et faisait usage pour cela d'un tube de Crookes entouré de papier noir et ne se révélant par aucune lueur. Il remarqua avec étonnement qu'un flacon contenant des paillettes de platino-cyanure de baryum et placé à une certaine distance du tube devenait lumineux. Interposant sa main entre le tube et un écran enduit de cette substance, il vit l'ombre noire des os tranchant sur l'ombre grise des parties molles se projeter sur l'écran.

Substituant à l'écran une plaque photographique, il obtint l'image du squelette de sa main.

Il conclut à l'existence de nouveaux rayons capables de traverser des corps opaques à la lumière et il les nomma rayons X, voulant exprimer par là qu'il ignorait leur nature — en mathématiques, la lettre X sert à désigner l'inconnue.

Röntgen avait découvert la radioscopie (je regarde avec les rayons), basée sur ce que les rayons X rendent lumineux le platino-cyanure de baryum et la radiographie (j'écris avec les rayons) due à ce qu'ils impressionnent les plaques photographiques.

Pour produire les rayons X, il faut faire passer un courant électrique de haute tension dans un tube de Crookes.

On obtient le courant électrique à la haute tension nécessaire — 50.000 volts au minimum — soit directement au moyen d'une puissante machine statique, soit indirectement en transformant en courant de haute tension, à l'aide d'une bobine imitée de celle de Rühm-korff, un courant de basse tension continu ou alternatif fourni par des piles, des accumulaleurs, des secteurs de ville.

J'emploierai ici une machine statique à six plateaux d'ébonite, faisant de 900 à 1.200 tours à la minute, machine actionnée à la main, du type de Wimshurst modifié et provenant de la maison Drault, de Paris.

La nature de l'électricité nous étant inconnue et la vraie théorie de cette machine, c'est-à-dire la raison pour laquelle elle produit de l'électricité, restant à trouver, je me bornerai à vous dire qu'en échange du travail dépensé pour l'actionner, cette machine donne de l'électricité en très petite quantité, quelques milliampères, mais à une très haute tension, 90.000 volts environ — de cette différence de potentiel, de niveau électrique, vous pouvez vous faire une idée par la longueur de l'étincelle qui éclate à l'air libre entre les conducteurs souples qui prolongent les pôles.

Voici en second lieu un tube de Crookes, une ampoule comme on dit — c'est un ballon en verre mince, de forme bizarre et duquel on a retiré presque tout l'air au moyen d'un dispositif spécial — le peu de gaz qu'il renferme encore se trouve à la pression très faible d'un millionième d'atmosphère environ.

Deux tiges métalliques — les électrodes — qui serviront à faire passer le courant électrique, traversent l'ampoule et s'épanouissent, en quelque sorte, à son intérieur, l'une sous forme d'un miroir sphérique concave en aluminium (pôle négatif, cathode), l'autre sous forme d'un disque de platine iridié, alliage difficilement fusible, incliné à 45° sur l'axe du tube (pôle positif, anode, encore appelé anti-cathode, parce qu'il est placé en regard, vis-à-vis de la cathode).

Les travaux de Hittorf, en 1868, ont montré que, lorsqu'un courant de haute tension passe, circule dans une semblable ampoule, allant du pôle positif au pôle négatif, le pôle négatif ou cathode émet des rayons dits cathodiques, qui vont heurter l'anti-cathode. Depuis Röntgen, nous savons que les rayons cathodiques ne meurent pas sur l'anti-cathode, mais au contraire ricochent comme un caillou plat que lance un enfant à la surface de l'eau ; en d'autres termes, ils se réfléchissent suivant l'angle de réflexion égal à l'angle d'incidence. Non seulement ils ont changé de direction, mais ils ont changé de nature — par un mécanisme inexpliqué, de rayons cathodiques, ils sont devenus rayons X.

Je ne m'arrêterai pas aux rayons cathodiques auxquels je viens de faire allusion — l'exposé de leurs propriétés nécessiterait une conférence à lui seul — et je vais immédiatement produire des rayons X en faisant passer dans l'ampoule le courant électrique de haute tension.

Nous voici dans l'obscurité et nous ne voyons rien — c'est que les rayons X sont tout simplement invisibles — pour en prendre connaissance, nous sommes obligés d'utiliser leur propriété de rendre lumineux le sulfure de calcium ou mieux le platino-cyanure de baryum.

Prenons donc un écran, c'est-à-dire une feuille de carton tendue sur un cadre de bois, protégée par une lame de verre et sur laquelle on a fixé une couche mince de platino-cyanure de baryum. De couleur jaunâtre, cet écran n'est pas lumineux spontanément, mais, comme vous le voyez, frappé par les rayons X, il émet de la lumière. Cette lumière est faible, si on la compare à la lumière du jour, aussi est-il indispensable, pour pratiquer avec soin un examen radioscopique, non seulement de faire la nuit, mais encore d'habituer ses yeux à l'obscurité par un séjour de quelques minutes, de les adapter, comme on dit.

Si entre l'ampoule radiogène qui émet des rayons X et l'écran nous plaçons un corps quelconque, nous obtenons sur l'écran une ombre.

A un corps presque parfaitement transparent aux rayons X, correspond une ombre extrêment faible — à un corps parfaitement opaque, une ombre entièrement noire — à un corps comprenant des parties opaques à un degré inégal, une juxtaposition d'ombres plus ou moins foncées — ceci est toujours le cas lorsqu'il s'agit du corps humain.

D'une façon générale, l'opacité des corps aux rayons X croît avec leur épaisseur et leur densité.

Sont transparents ; le papier, le bois, le diamant, les chairs sous une faible épaisseur ;

Sont opaques ; les liquides (l'eau, le sang, le pus), le verre cependant transparent à la lumière, les métaux, les chairs sous une grande épaisseur, enfin les os parce qu'ils contiennent des sels de chaux.

Utilisant cette différence de perméabilité des corps aux rayons X, il nous sera facile de distinguer des pièces de monnaie dans un porte-monnaie, dans un livre, dans un coffret de bois ; des grains de plomb à l'intérieur d'un gibier quelconque ; de différencier le vrai diamant du strass, etc.....

Ces expériences ne sont qu'intéressantes et instructives. L'application des rayons X à la médecine et à la chirurgie offre un bien autre intérêt pratique.

Commençons par la radioscopie.

Elle nous renseigne à merveille sur l'existence des corps étrangers — les lésions de squelette — l'état des différents organes de la poitrine.

1° Nous reconnaissons facilement la présence dans l'organisme des corps étrangers métalliques tels que les balles, les fragments d'aiguille, etc..., certains procédés et certains appareils nous permettent de préciser leur siège, leur extraction est donc grandement facilitée.

Nous pouvons également apercevoir dans la main un fragment de verre, de mine de plomb, mais une écharde demeurerait invisible, le bois étant transparent aux rayons X.

Grâce à la radioscopie enfin, nous sommes édifiés sur le siège et le degré de fixité, d'enclavement des corps étrangers (fragments d'os, clous, cailloux, noyaux de prune) qui, chez les enfants surtout, ont pénétré accidentellement dans le larynx ou les bronches.

2° Les os apparaissent en noir franc sur l'ombre généralement grise des chairs ; nous pouvons explorer le squelette, reconnaître les fractures, les luxations, mais cela est surtout du domaine de la radiographie dont je vous parlerai tout à l'heure.

3° Rien ne peut remplacer la radiocopie pour l'examen du thorax, de la poitrine. Sains et aérés, les poumons sont transparents aux rayons X ; remplis de sang, le cœur et les gros vaisseaux sont relativement opaques.

Cette différence d'opacité d'organes contigus, permet de voir, à travers la cage formée par les côtes, les mouvements respiratoires du diaphragme, d'apprécier la forme, le volume du cœur, l'énergie de ses battements.

On aperçoit les anévrysmes de l'aorte, les tumeurs du médiatin.

On peut diagnostiquer avec la tuberculose au début, les pleurésies, les pneumonies, toutes maladies qui modifient la transparence des poumons aux rayons X.

L'œsophage lui aussi peut être exploré indirectement.

Ceci montre que l'examen radioscopique des candidats à l'assurance sur la vie devrait toujours être pratiqué.

En médecine militaire, ce même examen rendrait les plus gands services à l'incorporation des jeunes soldats, à l'occasion de certaines de leurs maladies, au moment de leur passage devant les Conseils de réforme. Malgré cela, la radioscopie n'est pour ainsi dire jamais pratiquée. Espérons que ce perfectionnement s'imposera un jour.

En temps de guerre, l'emploi des rayons X serait encore plus utile qu'en temps de paix — la raison est facile à saisir — malgré cela, le service de santé militaire français ne possède encore aucune installation portative susceptible de suivre les armées.

La radioscopie ne nous permet pas de voir directement les organes eux-mêmes — elle ne nous montre que des ombres qui veulent être interprétées — aussi, pour être fructueuse, doit-elle être pratiquée par un médecin ayant fait un assez long apprentissage.

Moins coûteuse, fournissant rapidement toute une série d'images, la radioscopie présente sur la radiographie, dont je vais maintenant vous entretenir, l'inconvénient de ne pas laisser de traces, lacune importante lorsqu'il s'agit d'expertises médico-légales au civil ou au criminel par exemple.

Les rayons X impressionnant les plaques photographiques, il nous est possible de photographier des corps — comme les os — dont la perception directe échappe à nos regard et d'en conserver ainsi une image durable.

La radiographie nous montre les projectiles, les corps étrangers métalliques, les organes de la poitrine. Méthode sure et indolore, elle nous permet de reconnaître les fractures et de constater, même après application de l'appareil plâtré, si les os ont été remis en bonne position.

Je ne puis, comme pour la radioscopie, vous faire assister aux différentes phases d'une opération radiographique; d'autre part, la description, même exacte et minutieuse, ne saurait suppléer au « voir faire », mais grâce à l'amabilité et au talent de M. Boutique qui a bien voulu reproduire un certain nombre de mes clichés, de nombreuses projections vont défiler devant vos yeux et vous initier aux résultats obtenus.

Il me reste maintenant à vous parler de la radiothérapie, c'est-à-dire des rayons X employés comme moyen de traitement de certaines maladies.

Dès le lendemain de la découverte de Röntgen, à une époque où la radiographie d'une main demandait 20 minutes de pose, celle d'un genou une demi-heure, celle d'un projectile logé dans le crâne près de deux heures, on s'aperçut vite que les rayons X n'étaient pas inoffensifs à l'égard des tissus vivants : souvent, on avait des accidents, on causait des brûlures, des inflammations de la peau ou radio-dermites, caractérisées par leur apparition tardive après une véritable période d'incubation, leur résistance aux divers traitements, leur tenacité, la difficulté de leur guérison.

On eut aussitôt l'idée d'utiliser les nouvelles radiations dans le traitement de certaines maladies de la peau et, depuis, la radiothérapie est de plus en plus en faveur en Allemagne, en Autriche, en Angleterre et en Amérique.

Cette vogue s'explique par cette raison qu'à l'heure actuelle nous n'employons plus les rayons X d'une façon aveugle. Munis d'appareils spéciaux, nous pouvons *limiter* strictement l'action de ces rayons à la partie malade, obtenir la *qualité* de rayons voulus, enfin faire absorber à la peau la *quantité* strictement nécessaire.

I. Tout d'abord, nous possédons des radio-localisateurs ou radio-limitateurs, véritables boucliers de métal ou de cristal, parfaitement opaques aux rayons X, qui protègent médecin et malade et ne laissent arriver le faisceau de rayons que sur la surface malade.

II. De même que nous pouvons avec une lumière et des verres de teintes différentes obtenir une lumière de couleur variable, de même nous pouvons, en faisant varier le degré de vide à l'intérieur de l'ampoule obtenir des rayons X de la qualité recherchée, de la pénétration voulue comme on dit.

III. Enfin, des appareils spéciaux nous permettent de doser la quantité de rayons X fournis par une ampoule absolument comme la balance de précision nous permet de peser la quantité nécessaire d'un médicament actif.

La radiothérapie a donné les meilleurs résultats dans le traitement du lupus, de la leucémie, de certains cancers superficiels et profonds ; même quand elle ne guérit pas, elle calme, dès les premières séances, les douleurs atroces des cancéreux et entretient leurs dernières illusions. Enfin, elle constitue le traitement de choix de la teigne tonsurante et, à ce sujet, je crois devoir vous donner quelques détails :

Maladie parasitaire et contagieuse du cuir chevelu des enfants, la teigne est extrêmement fréquente. Rien qu'à Paris, l'Assistance publique assure le traitement de 4.000 enfants teigneux, soit à Paris même à l'Ecole Laillier, dépendance de l Hôpital Saint-Louis, soit dans les trois colonies provinciales de Romorantin, Frévent, Vendôme.

Il n'y a pas bien longtemps, la guérison d'un enfant teigneux réclamait deux années de traitement et une dépense de 2.000 francs. Grâce à la radiothérapie, cette guérison est actuellement obtenue en trois mois de temps, moyennant la somme minime de 260 francs.

Sabouraud inaugurait, le 1er août 1903, à l'Hôpital Saint-Louis, le traitement par les rayons X. Six mois après, 150 lits devenaient libres et l'Assistance publique bénéficiait de ce fait d'une somme de 1.500.000 francs. Les colonies provinciales, si coûteuses, vont être supprimées.

J'espère dans cette causerie forcément un peu brève, vous avoir donné une idée des services si importants rendus à la médecine et à la chirurgie par les rayons X ; dans l'intérêt des malades et des blessés, il est donc à désirer que leur emploi se généralise.

*Douai, 11 Janvier 1905.*

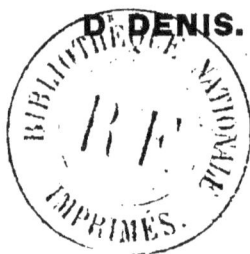

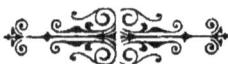

5403 Douai, imp. H. Brugère, A. Dalsheimer et C'', 26, rue de Paris.

231

www.ingramcontent.com/pod-product-compliance
Lightning Source LLC
Chambersburg PA
CBHW050425210326
41520CB00020B/6745